AF331649

CONTRACTURE DE LA MAIN GAUCHE

DE NATURE HYSTÉRIQUE

DISPARAISSANT PENDANT LE SOMMEIL NATUREL

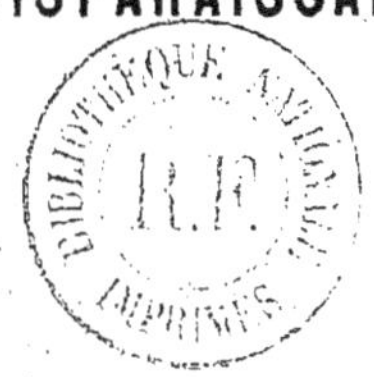

Par le Dʳ BOUCHAUD.

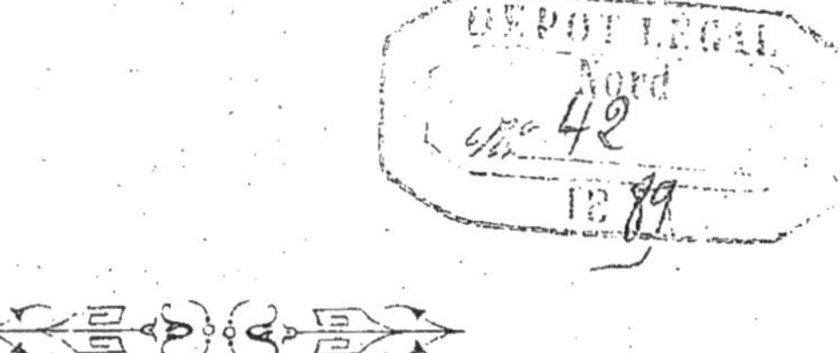

LILLE,

AU BUREAU DU *JOURNAL DES SCIENCES MÉDICALES*,

56, RUE DU PORT.

1888.

CONTRACTURE DE LA MAIN GAUCHE

DE NATURE HYSTÉRIQUE

DISPARAISSANT PENDANT LE SOMMEIL NATUREL

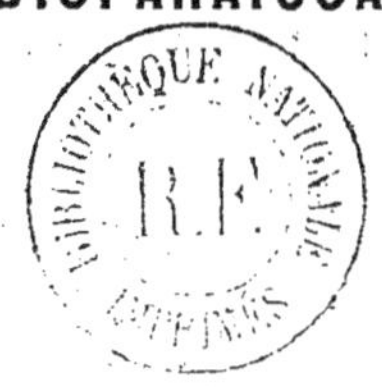

Par le Dr BOUCHAUD.

———

Au nombre des travaux les plus importants dont les contractures ont été l'objet dans ces derniers temps, il faut mentionner spécialement ceux qui ont eu pour but d'étudier la pathogénie et les symptômes des différentes variétés de cette affection.

M. le professeur Charcot, en particulier, a consacré à cet intéressant sujet plusieurs de ses remarquables leçons. Il a surtout mis en évidence ce qui caractérise les contractures que l'on rencontre chez les hystériques.

Il a démontré que cette manifestation de l'hystérie était fréquente, non seulement chez la femme, mais aussi chez l'homme, et qu'elle apparaissait sous l'influence de causes souvent insignifiantes. Il a, en outre, décrit les signes à l'aide desquels il serait d'ordinaire très facile de la reconnaître, et parmi ces caractères, il en est un qui serait constant, ce serait la persistance, le jour et la nuit, de la contracture.

Dans un cas qu'il nous a été donné d'observer, ce dernier signe a fait défaut ; à ce titre, le fait en question nous paraît devoir être signalé.

Obs. I. — Le 14 juillet 1885, nous recevons à notre consultation la nommée D..., Maria. Née le 4 février 1875, elle est âgée de onze ans et demi environ.

Pas de renseignements précis sur les grands parents. — Son père est robuste, il n'a jamais été malade et sa santé est aussi bonne que possible. — Sa mère est morte au commencement de 1883, à l'âge de 36 ans. Très impressionnable, elle avait eu deux ou trois attaques de nerfs caractérisées par des mouvements spasmodiques étendus, sans perte de connaissance, et d'une durée de dix à quinze minutes environ. Ces crises peuvent être considérées comme des attaques d'hystérie. Elle n'avait que deux sœurs qui vivent encore et jouissent d'une excellente santé. Elle eut trois filles ; la plus jeune mourut à l'âge de six mois, à la suite d'une bronchite, accompagnée de convulsions, dans les derniers temps de la vie ; l'aînée est âgée de quinze ans, elle paraît calme et forte.

Maria D..., la troisième fille, est plus délicate, mais bien constituée, elle n'a jamais eu de maladies, ni convulsions, ni crises nerveuses. Elle a une figure expressive, son œil est vif, elle est enjouée et paraît intelligente, mais très impressionnable. Son caractère est, paraît-il, très mobile, elle est irascible, fantasque, elle aime la toilette et cherche à paraître.

Elle se présente pour une affection de la main gauche, qui date de deux mois environ.

Au commencement du mois de mai, sans avoir reçu ni coup ni blessure d'aucune sorte, sans commotion physique et sans avoir vu aucune personne qui fut atteinte de la même affection, mais peu de temps après une impression morale assez vive, une certaine frayeur dont on ne peut préciser la cause, elle éprouva dans le membre supérieur gauche des douleurs très fortes, qui furent suivies, au bout de deux ou trois jours, d'une contracture de la main. La malade s'en aperçut un matin en s'éveillant ; le mal augmenta assez rapidement et atteignit graduellement un assez haut degré d'intensité.

L'affection n'a point varié, paraît-il, depuis cette époque.

L'examen des parties malades nous permet de constater ce qui suit :

Le membre supérieur gauche est dans l'extension, pendant le long du corps et à peu près immobile ;

La main est en pronation et à demi fléchie sur l'avant-bras. Sa face palmaire présente une concavité due au rapprochement des parties contracturées ;

Le petit doigt et le pouce passent au devant des autres doigts et se touchent : ceux-ci sont pressés les uns contre les autres et leurs premières phalanges sont légèrement fléchies.

Si on cherche à opérer la flexion de l'avant-bras sur le bras, l'enfant s'y refuse obstinément ; mais on réussit si on appelle ailleurs son attention, et parfois on la voit opérer d'elle-même le mouvement.

Il n'en est pas ainsi de la main et des doigts ; on ne peut y toucher ni chercher à modifier la situation des parties, sans provoquer des douleurs très vives. Alors même que l'enfant est distraite, il est impossible d'opérer le moindre déplacement des doigts, ainsi que de la main sur le poignet ; aussitôt qu'on intervient, les muscles se contractent avec énergie.

Les douleurs paraissent siéger dans les articulations, car ce sont les mouvements articulaires qui sont douloureux ; si on se contente de toucher simplement la peau, on ne provoque pas de souffrances.

On ne remarque ni rougeur, ni tuméfaction et la température ne paraît pas être différente de celle du côté opposé.

La malade accuse quelques douleurs vagues dans le membre atteint, mais on ne constate nulle part de douleurs localisées ; on ne découvre pas d'hyperesthésie de la peau, ni de névralgies ; la sensibilité articulaire paraît seule exaltée. — Il n'existe pas non plus d'anesthésie ; la sensibilité au contact et à la douleur paraît être un peu affaiblie du côté gauche, surtout au membre supérieur, mais à un degré si faible qu'il serait peu sage de se fier aux impressions que l'enfant accuse, sans être très affirmative.

Elle distingue les couleurs et le champ visuel paraît normal.

Si on porte le doigt au fond de la gorge, on provoque des efforts de vomissements. Les reflexes cutanés et tendineux ne paraissent point exagérés. Il est vrai qu'on ne peut percuter au niveau du poignet et de la main. L'enfant se préoccupe peu de son affection, elle est gaie et s'amuse volontiers comme si elle n'avait aucun mal.

L'appétit est bon, les autres fonctions sont régulières. Elle n'a jamais été réglée.

Elle a reçu les soins du médecin de la famille qui a conseillé, entre autres moyens, l'application de courants induits, mais l'exaltation de la sensibilité est trop vive pour que la moindre tentative d'électrisation sous cette forme pût être supportée.

Nous conseillons l'emploi de courants continus faibles, mais ce moyen n'est appliqué qu'un petit nombre de fois. La malade, qu'on est impatient de voir guérir, est conduite chez plusieurs autres médecins qui prescrivent divers traitements dont aucun n'apporte de soulagement.

15 octobre. — Nous revoyons l'enfant après une absence de trois mois.

L'état de la main ne s'est pas modifié et nous retrouvons les mêmes symptômes que ceux que nous avons signalés.

De nouveau, nous conseillons les courants continus et nous en faisons varier le mode d'application.

2 novembre. — Voyant que les courants galvaniques ne produisent aucun résultat, nous appliquons nous-même, à plusieurs reprises, des plaques métalliques (fer, zinc, cuivre, etc.) sur l'avant-bras malade et le membre opposé, sans obtenir le moindre changement.

Nous avons recours ensuite à un fort aimant que nous mettons en rapport avec le membre affecté, même insuccès.

Nous prescrivons enfin des frictions avec des pommades variées, contenant du chloroforme, de la belladone, etc., et nous conseillons en même temps de prendre des manuluves émollients tous les jours pendant une heure au moins.

10 novembre. — Il n'est survenu aucune amélioration dans l'état de la main.

Nous apprenons alors que pendant le sommeil la contracture cesse complètement et qu'on peut donner à la main et aux doigts toutes les positions voulues, sans faire naître la moindre douleur.

Il suffit même que l'enfant s'assoupisse, le soir sur une chaise, pour que la même détention apparaisse.

Je conseille alors d'appliquer pendant la nuit, alors que la main est dans un état de relâchement complet, un appareil de manière à fixer la main et les doigts dans l'extension.

28 novembre. — On a fait hier l'application recommandée ; mais ce matin l'appareil n'existait plus ; mal appliqué, il s'était déplacé et

défait sous l'influence d'efforts faits par la malade pour se débarrasser de ce qui était pour elle une source de douleurs insupportables, paraît-il.

3 décembre. — On a mis de nouveau l'appareil pendant la nuit et on l'a fixé avec plus de soins, mais l'enfant s'est réveillée dès quatre heures du matin et les douleurs qu'elle a éprouvées étaient telles qu'elle a poussé des cris, et qu'on a été obligé de tout enlever et de mettre sa main en liberté.

24 décembre. — Le 15 décembre au soir, en prenant son bain habituel, elle s'écria au bout de quelques minutes : « Eh ! J'ai un doigt qui se décolle ! » puis : « Un autre doigt ! » enfin : « Ma main est libre ! » Les mouvements étaient revenus graduellement et en très peu de temps dans les divers doigts de la main. Depuis ce moment, sa main est, en effet, parfaitement libre et ne diffère en rien de celle du côté droit ; elle peut s'en servir comme si elle n'avait jamais été malade.

Pendant les huit jours qui ont suivi la guérison, son caractère était devenu très irritable, elle était excitée, difficile ; mais actuellement, elle est calme et gaie ; elle se plaint, il est vrai, de quelques douleurs aux membres, au ventre, mais elle ne paraît pas souffrir beaucoup.

25 décembre. — Au moment où notre malade était délivrée de la contracture, sa sœur était prise de crises hystériques des plus nettes et des plus prononcées.

Le 14 décembre, elle éprouve des douleurs au cœur et le lendemain sa jambe gauche était raide et à demi fléchie.

Dans la soirée du 15, elle eut une forte crise convulsive, avec sensation de boule à l'épigastre ; elle était agitée et avait du délire ; pendant plus de trois heures, on fut obligé d'avoir recours à plusieurs personnes pour la tenir en place.

Le lendemain, les jambes étaient croisées et contracturées ; nouvelle crise moins forte. — Agitation modérée pendant toute la journée du 17.

Le 18, pendant une demi-heure le matin, et trois quarts d'heure le soir, les jambes étaient fléchies et roides.

Le 19, au matin, le bras droit devint le siège de mouvements involontaires incessants.

Le 25 décembre, nous voyons la malade. Elle n'a pas eu la

moindre crise depuis le **19**, elle est complètement calme, elle se plaint seulement de douleurs au côté gauche et au sommet de la tête ; en ces points, la pression est douloureuse.

Diminution notable de la sensibilité au contact et à la douleur à peu près sur toute l'étendue du côté gauche.

Pas de réflexe cutané plantaire à gauche ; le réflexe rotulien est un peu plus prononcé de ce côté que de l'autre.

L'acuité visuelle est diminuée à gauche et elle voit double avec l'œil de ce côté, quand on ferme l'œil droit.

La contracture que nous venons de décrire et qui a été constatée chez notre première malade, s'est présentée avec certains caractères exceptionnels sur lesquels il n'est pas inutile d'appeler l'attention.

Ce n'est pas chose commune, en effet, que de voir la contracture d'une main apparaître très rapidement, sans cause appréciable, persister sans autres troubles fonctionnels pendant plusieurs mois, *cesser* d'exister *pendant le sommeil*, et enfin disparaître subitement, chez une jeune fille, dont la santé a toujours été excellente. — Il est donc intéressant d'en rechercher la nature et de voir s'il est possible d'en établir la pathogénie.

La contracture s'observe dans des conditions diverses : suivant les causes, on peut établir quatre groupes : tantôt elle est due à une lésion des muscles ou du système nerveux, tantôt elle est un phénomène réflexe, tantôt elle résulte d'une intoxication, enfin elle peut être sous la dépendance d'une névrose.

Si nous cherchons auquel de ces groupes appartient la contracture observée chez notre malade, il nous semble qu'on doive tout d'abord éliminer le premier ordre de causes. Il n'est rien qui puisse faire songer à une lésion matérielle sensible du système névro-musculaire. Non seulement les muscles, les nerfs, la moelle, le cerveau n'ont offert aucun signe d'une altération profonde, mais l'évolution de l'affection a été toute différente de ce que l'on observe en de pareilles circonstances.

On ne voit pas non plus quelle intoxication aurait pu donner lieu à cet état de la main

Il en est autrement de la contracture réflexe. On peut se demander si chez notre malade la déformation de la main ne pourrait pas être attribuée à une arthralgie. Les douleurs provoquées, quand on imprimait des mouvements aux doigts et au poignet, pourraient faire songer à cette cause ; mais dans l'arthralgie c'est la douleur qui prédomine ; ici, au contraire, c'est la contracture qui était le phénomène dominant. L'arthralgie est, d'ailleurs, le plus ordinairement de nature hystérique, et c'est à cette maladie qu'il faut, croyons-nous, attribuer la contracture de D...

L'hystérie, en effet, donne fréquemment naissance à des contractures qui se présentent d'ordinaire avec des caractères particuliers, dont quelques-uns ont été observés chez notre malade. Elles surviennent brusquement, dit M. Huchard (1), soit après une attaque, soit à la suite d'une paralysie ; la rigidité est souvent complète, absolue, *ne cessant pas* pendant le *sommeil naturel,* excepté dans le sommeil chloroformique qu'il faut parfois pousser très loin pour obtenir une résolution musculaire. Ordinairement, le membre contracté est frappé d'anesthésie et bien plus rarement d'hyperesthésie ; il n'y a presque jamais de troubles trophiques, cependant on a observé deux ou trois fois, surtout dans les cas anciens, un peu d'atrophie du membre ; les contractures sont parfois annoncées, pendant plusieurs jours dans les membres, par des douleurs vives, des sensations diverses, de fourmillement, de rétraction des muscles, ou encore par des tremblements et des secousses musculaires. Leur durée est illimitée, pouvant se compter par jours, par mois ou par années, ou même persister indéfiniment et produire des altérations dans l'axe médullaire. Enfin, la marche est spéciale, et si les contractures peuvent survenir

---

(1) Axenfeld. — *Traité des névroses.* — 2° édition, p. 1001.

brusquement et sans cause appréciable, elles peuvent disparaître de la même façon, ou encore sous l'influence de vives émotions, d'une forte contention d'esprit, etc.

Les principaux caractères que nous venons d'exposer se retrouvent chez notre malade ; quelques-uns cependant font défaut ou se présentent sous une forme un peu différente. Ainsi la contraction hystérique est rarement limitée à la main ; elle n'apparaît d'ordinaire que dans les cas d'hystérie avérée et à la suite soit d'une attaque, soit d'un traumatisme local, soit d'une paralysie ; enfin elle s'accompagne habituellement d'anesthésie ou d'hyperesthésie.

Dans notre observation, la contracture s'étant montrée d'emblée, sans être déterminée par une cause physique ou morale bien nette, et chez une jeune fille qui n'a offert jusqu'ici et ne présente actuellement aucun trouble névropathique bien marqué, on pourrait hésiter à se prononcer sur la nature hystérique de l'affection.

Ainsi, les phénomènes principaux de l'hystérie, que M. Charcot appelle *stigmates*, font défaut ; mais il ne faut pas oublier que, d'après cet auteur, l'affection hystérique qui se montre le plus souvent *polymorphe*, peut se trouver réduite à un seul élément symptomatique ; la contracture, par exemple, dans le cas présent. Ce symptôme pourrait donc, à lui seul, indiquer l'existence de l'hystérie, s'il ne présentait un caractère qui est de nature à faire douter de l'exactitude du diagnostic ; nous voulons parler de la disparition de la contracture pendant le sommeil naturel. Ce relâchement des muscles contracturés paraît être exceptionnel ; son absence est même considérée par la plupart des auteurs, ainsi qu'on peut le voir par les paroles que nous venons de citer de M. Huchard, comme un des signes caractéristiques de la contraction hystérique.

M. le professeur Charcot, surtout, insiste tout particulièrement sur la valeur de la permanence absolue, nuit et jour, de la contracture,

C'est ce qu'on trouve nettement formulé dans des leçons

faites à propos de deux malades, une femme et un homme, offrant un exemple de l'hystérie anormale, par l'absence de crises convulsives, et atteints d'une contracture spasmodique limitée à l'une des mains et développée, suivant toute apparence, sous l'influence d'une excitation extérieure.

Après avoir décrit l'état de la main contracturée de la première malade, il ajoute (1) : « Nous venons d'établir qu'il s'agit d'une contracture spasmodique ; mais il faut montrer maintenant qu'elle mérite bien le nom d'hystérique et qu'on peut lui appliquer le pronostic relativement favorable des accidents de cet ordre.

» l e diagnostic peut être basé : 1° sur *l'intensité* même de la contracture qui se présente rarement à ce degré, quand elle est due à une lésion organique, à une lésion scléreuse latérale de la moelle ; 2° sur la *permanence* absolue au même degré, nuit et jour. Chez les hémiplégiques, la contracture se relâche ordinairement en partie sous l'influence du sommeil ; 3° enfin les circonstances au milieu desquelles l'attitude vicieuse s'est produite. C'est un traumatisme léger qui a produit la contracture, c'est là un caractère d'une grande valeur ; de plus, le début a été soudain et sans douleur, etc. »

Plus loin, à propos du second malade, il dit encore (2) : « Cette remarquable déformation de la main résultant d'une contracture permanente de certains muscles, contracture tellement prononcée qu'elle résiste à toute tentative de réduction, et qui, depuis trois mois, *n'a pas cesser d'exister*, non seulement le jour, mais encore, sur ce point *j'insiste* tout particulièrement, *même pendant la nuit.* »

Le fait que nous avons observé serait donc en contradiction avec la manière de voir du savant professeur de la Salpétrière.

Malgré une opinion si autorisée, nous croyons cependant

---

(1) *Leçons sur les maladies du système nerveux.* — T. III, p. 97 ; *ibid.*, p 103.
(2) *Ibid.*, p. 118.

avoir eu affaire à une contracture réellement hystérique et
cessant néanmoins de se manifester pendant le sommeil.

La mère de l'enfant ayant eu des attaques, de nature très
probablement hystérique, et sa sœur nous ayant offert sûre-
ment les caractères les plus nets d'une hystérie convulsive, il
nous semble qu'on doit admettre une hystérie latente chez
notre jeune malade. Son caractère est d'ailleurs celui qu'on
observe dans cette névrose, et l'évolution de l'affection, la ra-
pidité du début et surtout la soudaineté de la guérison sont
bien celles de la contracture hystérique.

Le doute ne paraît donc pas possible. Il reste à prouver
qu'il y avait réellement contracture, qu'elle était non simulée,
mais réelle, et qu'elle cessait pendant la nuit.

Les cas de contracture d'origne hystérique, disparaissant
pendant le sommeil naturel, sont, il faut l'avouer, à ce point
exceptionnels, qu'il serait difficile peut-être d'en citer un grand
nombre d'exemples. Nous pouvons cependant signaler une
observation qui présente, avec la nôtre, une grande analogie
et qui pourrait, ce nous semble, être interprétée de la même
manière. Elle est due au Dr Dally.

Il s'agit d'une jeune fille atteinte d'une contracture de la
cuisse qui, ainsi que cela résulte des affirmations de toute une
famille, disparaissait pendant le sommeil. Voici ce qu'on
trouve, à ce sujet, dans les bulletins de la Société de théra-
peutique (1).

« OBS. II. — Une jeune fille fut prise, à l'âge de 12 ans,
d'une convulsion musculaire unilatérale droite, frappant brusquement, sans cause apparente, tous les muscles du côté droit.
Le bras était fléchi et tordu en arrière dans l'adduction forcée ;
la jambe fortement tendue et le pied fléchi sur la jambe, avec
talus varus. Le bras se rétablit spontanément peu à peu et guérit
sans traitement en quelques semaines. L'impossibilité où se

---

(1) *Bull. et mém. de Soc. thérap.*, 1881, p. 258.

trouvait la malade de marcher, fit qu'on lui appliqua sur le champ des traitements variés et douloureux qui, avec quelques intervalles, se prolongèrent trois années.

» Six mois d'un traitement galvanique suivi à Paris n'amenèrent aucun changement dans l'état de la malade, et le médecin spécial qui avait appliqué ce traitement proposa la section du tendon du jambier antérieur qui, lorsque on ne provoque pas le membre, est aussi souple que possible, malgré la persistance de la flexion du pied sur la jambe. Le chloroforme, les bandages inamovibles, les brutalités des masseurs hollandais et américains augmentèrent l'appréhension et par suite la maladie. M. Dailly, qui avait vu la malade il y a deux ans, fut consulté de nouveau en octobre 1881. Il constata que l'amyotrophie s'était aggravée, et que certains mouvements, encore possibles il y a deux ans, n'existaient plus depuis que la malade avait été soumise au traitement du docteur hollandais Metzger, qui consistait en violents exercices sur le membre.

» Après avoir obtenu la confiance de la malade et l'avoir persuadée que jamais il ne tenterait un seul mouvement violent, M. Dailly a pu se convaincre que cette contracture, prétendue permanente, n'existait pas, mais qu'elle se produisait en même temps que se montraient dans le cerveau l'idée de la jambe, le souvenir des souffrances subies et la crainte de les voir se renouveler. — M. Dailly admet donc que la famille, composée de sept personnes, a raison, et que les sept personnes qui la composent, voient justement quand elles disent que *pendant la nuit* la cuisse est fléchie sur le bassin et la jambe sur la cuisse. L'état mental de l'appréhension est donc aux yeux de M. Dailly la cause légitime, prochaine, de la pseudo-contracture, qui n'est au fond qu'une contraction, et qu'il faut distinguer des contractures hémiplégiques. En terminant. M. Dailly insiste sur le traitement, qui doit être avant tout mental.

M. Dailly explique cet état morbide d'une manière fort ingénieuse. Outre les quatre sortes de contractures généralement admises, il admet encore des contractures par adaptation et des contractures par appréhension, qui ne seraient que des pseudo-contractures.

La pathogénie des contractures par appréhension serait la suivante : « Le souvenir des douleurs endurées détermine un état mental très actif que l'habitude rend inconscient et qui se traduit par une résistance énergique à toute tentative de mouvement imprimé au membre malade (1). Peu à peu, d'ailleurs, le sujet perd l'habitude de diriger sa volonté en ce sens et un véritable état de paralysie *ab habitudine* se produit alors, paralysie de l'activité musculaire *spontanée* mais non de la résistance ou activité *provoquée*. Le membre, au repos, peut se trouver dans une attitude anormale, mais tous les muscles sont relâchés, les tendons distendus. Il arrive même que, pendant le sommeil, l'attitude de la veille se trouve changée et détendue ; le membre est fléchi. Mais au premier signe avant-coureur du réveil, au plus léger bruit, le membre reprend l'attitude de la pseudo - contracture comme un arc qui se détend, et cela, en vertu d'une cérébration inconsciente. »

L'interprétation de M. Dailly est plausible, nous croyons cependant qu'il serait plus exact de considérer son observation comme étant analogue à celle qui nous est personnelle.

Ce qui nous porte à émettre cette opinion, c'est que le membre au premier signe avant-coureur du réveil, c'est-à-dire avant le retour de la conscience, reprenait l'attitude de la grande contracture comme un arc qui se détend.

Les phénomènes indiqués dans cette observation sont bien ceux qui ont été observés chez notre malade. Cependant D... n'était nullement atteinte de l'espèce de contracture dite par appréhension, puisque elle n'a été soumise à aucun traitement énergique et douloureux. Son exquise sensibilité n'aurait certainement pas permis de pareilles tentatives ; on est donc conduit

---

(1) *Gaz. Hebdom.*, 1874,

à considérer la contracture observée chez la malade de M. Dailly comme semblable à celle de D..., et, par suite, comme étant non une contracture par appréhension, mais bien une contracture de nature hystérique.

En présence de l'excessive impressionnabilité observée chez notre malade, on pouvait se demander si l'appréhension n'a pas joué un certain rôle dans la production des symptômes. Nous ne faisons aucune difficulté de l'admettre pour une partie des phénomènes observés; on peut supposer qu'il y a eu une pseudo-contracture de la partie supérieure du membre. — Nous avons fait remarquer que, le membre étant dans l'extension, on ne pouvait obtenir de la malade qu'elle fléchit ou laissât fléchir l'avant-bras sur le bras, et cependant cette flexion s'opérait d'elle-même quand l'attention de la patiente était attirée sur un autre objet. Il est évident que la malade craignait, en faisant mouvoir son bras, d'éprouver des douleurs analogues à celles que faisaient naître les mouvements de la main contracturée. Mais à la main on n'a jamais constaté de pareils phénomènes. Quelques soins qu'on ait mis à observer l'enfant, on n'a jamais vu se réaliser le relâchement spontané de la main pendant l'état de la veille. Il ne s'agissait donc pas d'une pseudo-contracture, et ce qui prouve mieux encore l'existence d'une contracture véritable, c'est l'expérience qui a consisté à placer les doigts dans l'extension pendant le sommeil et à les maintenir dans cette position; les douleurs qui ont apparu au moment du réveil et qui étaient semblables à celles qu'on eût fait naître si on eût voulu étendre les doigts pendant la veille, ont été tellement vives, qu'il a fallu absolument enlever l'appareil.

Ceci corrobore, disons-le en passant, le conseil donné par M. Dailly de ne jamais user de moyens violents dans le traitement de pareilles affections.

Une dernière objection très sérieuse doit enfin être prévenue. Étant admis que notre jeune fille est hystérique, et connaissant le caractère des personnes atteintes de cette névrose, on pourrait être tenté de croire à une contracture simulée. Cette objection serait peut-être difficile à réfuter s'il s'agissait d'une personne âgée et ayant donné de nombreuses preuves de troubles intellectuels hystériformes ; mais dans les conditions actuelles, cette supposition nous paraît inadmissible. Nous nous fondons, pour émettre cette opinion, sur les motifs suivants, que les renseignements que nous avons pris, nous permettent de considérer comme exacts. Il n'existait aucune raison qui pût porter l'enfant à simuler ; elle n'avait rien vu qui ressemblât à de la contracture, rien qu'elle fût tentée d'imiter ; son affection a cessé brusquement, ce qui lui a causé une surprise qu'elle a manifssté avec beaucoup de naïveté ; enfin, la position prise par la main était trop difficile à maintenir pour qu'elle ait pu être le fait d'une simulation.

Nous avons donc la conviction que nous avons eu affaire à une véritable contracture hystérique et que, contrairement à l'opinion reçue, cette contracture disparaissait pendant le sommeil.

La disparition de la contracture hystérique pendant le sommeil ne nous paraît pas un phénomène inexplicable.

La contracture, qui est sous la dépendance immédiate de la moelle, peut être provoquée par une excitation ayant son point de départ dans le cerveau ; bien plus, les centres moteurs susceptibles de donner naissance à des mouvements limités et variés ont une existence plus certaine dans le cerveau que dans la moelle. On peut donc supposer que l'hystérie, qui est une névrose générale et qui affecte le système nerveux tout entier, l'encéphale aussi bien que la moelle, a déterminé chez notre malade la contraction de la main en excitant primitivement le centre moteur cortical correspondant et en n'agissant sur la moelle que secondairement, de telle sorte que l'excitation cérébrale cessant pendant le sommeil, la contracture devait, par cela même, disparaître. Cette théorie est conforme à ce que l'on sait sur l'état physiologique du cerveau pendant le sommeil.

Quand le sommeil est complétement établi, dit le professeur M. Duval (1), le sujet est comparable à l'animal auquel le physiologiste vient d'enlever les hémisphères cérébraux ; chez l'une comme chez l'autre, tout mouvement volontaire a disparu ; mais aussi les mouvements réflexes à centres médullaires subsistent et sont même devenus plus faciles.

Ainsi, il est possible que la contracture de nature hystérique dépende parfois d'un simple trouble fonctionnel du cerveau, et on comprend que dans ces cas elle disparaisse pendant le sommeil naturel.

(1) *Dict. de Méd. et Chir. Art. sommeil,* p. 266.

Lille Imp. L. Danel.

www.ingramcontent.com/pod-product-compliance
Lightning Source LLC
LaVergne TN
LVHW021802030726
842523LV00003B/1152